DE L'INFLUENCE

DU REPOS & DU MOUVEMENT

DANS

LES PHENOMENES DE LA VIE

Observations sur le rôle joué par M. PAUL BERT

DANS CETTE QUESTION

PAR

Le Docteur ALEXIS HORVATH (de Kiéff

« Une autre fois, choisissez un saucisson plus court, ou bien venez avec une redingote plus longue. »

C'est le conseil que donnait poliment à un voleur maladroit un charcutier en reprenant son saucisson, dont le bout pendait au-delà de la susdite redingote.

Jamais on n'aurait pensé que la morale de cette histoire pourrait s'appliquer à un professeur

PARIS

IMPRIMERIE NOUVELLE (ASSOCIATION OUVRIÈRE)

14, RUE DES JEUNEURS, 14

1878

DE L'INFLUENCE

DU REPOS & DU MOUVEMENT

DANS

LES PHÉNOMÈNES DE LA VIE

Observations sur le rôle joué par M. PAUL BERT

DANS CETTE QUESTION

PAR

Le Docteur **ALEXIS HORVATH** (de Kiéff)

« Une autre fois, choisissez un saucisson plus court, ou bien venez avec une redingote plus longue. »

C'est le conseil que donnait poliment à un voleur maladroit un charcutier en reprenant son saucisson, dont le bout pendait au-delà de la susdite redingote.

Jamais on n'aurait pensé que la morale de cette histoire pourrait s'appliquer à un professeur.

PARIS

IMPRIMERIE NOUVELLE (ASSOCIATION OUVRIÈRE)

14, RUE DES JEUNEURS, 14

1878

Les recherches qui vont être exposées ont porté M. Paul Bert à agir d'une façon fort rare, peut-être unique dans les annales scientifiques.

Du reste, il y a lieu de croire que M. Paul Bert a enfin lui-même compris les inconvénients de sa façon d'agir, car il se porte candidat en remplacement de M. Claude Bernard à l'Académie des sciences où, il ne peut l'ignorer, une pareille conduite n'a jamais été admise par les membres de l'honorable assemblée dont M. Paul Bert se croit digne de faire partie.

C'est pour prévenir autant que possible le retour de pareils actes, que je ferai suivre l'exposé de mes recherches des considérations qu'on lira plus loin.

DE L'INFLUENCE DU MOUVEMENT ET DU REPOS DANS LES PHÉNOMÈNES DE LA VIE (1)

Quand on a eu reconnu que la multiplication des bactéries, dans les organes de l'homme et des animaux, provoquait chez eux des maladies et la mort, il a paru très naturel d'introduire, pour l'étude de ces phénomènes, des bactéries vivantes dans le sang des animaux, afin d'observer les affections auxquelles elles pouvaient donner lieu.

Au grand étonnement des expérimentateurs, les bactéries

(1) Note présentée et communiquée à la Société de Biologie au mois de janvier 1878.

injectées diversement dans les artères ou les veines d'un animal ne provoquaient souvent, chez lui, ni les maladies attendues, ni même aucun malaise. Bien plus, les bactéries injectées ne pouvaient plus être retrouvées dans le sang des vaisseaux dans lesquels elles avaient été introduites en quantité considérable.

Un autre fait concernant l'état des bactéries dans les artères, non moins étrange que le premier, mérite d'être cité : c'est que chez les animaux tués par les bactéries, ces petits organismes se trouvent, comme l'autopsie le démontre, principalement dans les vaisseaux lymphatiques et jamais dans les grosses artères, quoique le besoin d'oxygène, si nécessaire au développement des bactéries, dût plutôt être satisfait dans les artères que dans les vaisseaux lymphatiques.

Les bactéries semblent éviter les artères.

Après avoir réfléchi souvent sur les causes pour lesquelles les bactéries ne se développaient jamais dans les artères, même dans le cas où elles avaient été injectées directement dans ces vaisseaux, je ne pouvais, pas plus que les autres expérimentateurs, donner une explication de ce fait.

C'est en observant, pendant un voyage, un ruisseau dans lequel on ne voyait ni plantes ni animaux, et en me demandant pourquoi ce ruisseau, qui semblait posséder toutes les conditions nécessaires pour le développement des êtres vivants, en était dépourvu, que m'est venue une pensée qui semblait pouvoir expliquer ce fait aussi bien que celui de la disparition des bactéries injectées dans les artères, et, plus tard, disparues de ces vaisseaux.

Je me suis dit qu'en admettant que, pour leur développement ou pour la multiplication vitale des éléments qui les constituent, les êtres vivants ont besoin d'un certain repos, bien des choses tenues jusqu'ici pour inexplicables pourraient être expliquées.

Sachant que toute hypothèse, quelque bonne qu'elle soit en apparence, doit, pour obtenir de la valeur, être d'abord prouvée, j'ai tenté de la démontrer expérimentalement.

Le fait que les œufs transportés sur des chariots à une certaine distance perdent la faculté de produire des poulets, m'était fort connu, néanmoins je ne pouvais l'utiliser, et devais renoncer de prendre les œufs comme sujet de mes expériences pour les raisons suivantes :

Les œufs fraîchement pondus, par des raisons en partie connues (1), en partie inconnues, n'étant pas tous capables de produire des poulets, ne laissent d'aucune façon reconnaître cette capacité; en effet, si, au moyen de secousses mécaniques, on pouvait parvenir à détruire, dans un œuf, la faculté qu'a l'embryon de se développer, on ne pourrait jamais être sûr que cet œuf, avant l'expérience, possédât certainement cette faculté de développement.

Vu la délicatesse de l'embryon, il serait toujours trés difficile d'éviter des déchirures et des lésions mécaniques de l'embryon (qui est si délicat), ou, du moins, d'éviter l'objection que ce n'est pas le manque de repos, mais les lésions mécaniques produites par le mouvement exercé sur l'œuf qui ont déterminé la non fécondité de l'œuf.

Si, enfin, on parvenait, au moyen de secousses mécaniques, non à anéantir, mais seulement à ralentir le développement des œufs, alors les difficultés qui se présentent pour démontrer ce ralentissement (surtout s'il n'est pas considérable) semblent être, pour le moment, presque insurmontables.

J'ai cité ici avec intention les quelques inconvénients que présentent les œufs de poule pour la preuve et la démonstration de la justesse de l'hypothèse que le repos est nécessaire au développement des êtres vivants, parce que les autres organismes auxquels j'ai pensé, comme les cellules des différentes levûres, les infusoires, les semences des plantes, etc., offrent, plus ou moins, les mêmes inconvénients que les œufs de poule.

En énonçant les difficultés que présentent les œufs de poule, etc., je voulais aussi démontrer les raisons du choix de l'organisme dont je me suis servi.

Après mûres réflexions, j'ai choisi comme objet de mes expériences les bactéries, pour les raisons suivantes :

Les bactéries, une fois placées dans de bonnes conditions de

(1) Quand les œufs ne sont pas fécondés par le liquide séminal.

nutrition et de température, se multiplient d'une manière plus rapide qu'aucun être vivant.

Cette multiplication qui, chez d'autres êtres, présente souvent tant d'inconvénients pour être constatée, chez les bactéries, au contraire, se laisse reconnaître d'une manière aussi simple qu'exacte (1).

Enfin, vu la petitesse des bactéries et l'élasticité qu'on leur attribue, la probabilité d'une lésion mécanique de ces êtres par le mouvement sera réduite au minimum, circonstance qui est tout autre chez les autres êtres vivants.

En 1875, j'ai fait quelques expériences dans le laboratoire de M. de Bary. Ayant attaché des tubes avec un liquide contenant des bactéries à la roue d'une pendule, les bactéries se sont multipliées malgré ce mouvement.

Voyant que la cause de cette multiplication des bactéries résidait principalement dans le manque d'une agitation suffisante, j'ai cherché une machine au moyen de laquelle on pourrait remuer les bactéries à la main.

A cette époque, la maladie me força de renoncer à mettre à l'épreuve mon idée pour longtemps.

C'est dans le laboratoire de M. Claude Bernard, au Muséum d'histoire naturelle, que j'ai trouvé la machine nécessaire pour remuer les bactéries, que j'ai pu, enfin, mettre à l'essai l'idée qui, depuis longtemps, me préoccupait, d'autant plus que les savants comme Fick, de Bary et tant d'autres auxquels je l'a-

---

(1) Si, dans un liquide apte au développement des bactéries, ces êtres se développent, on voit, à un certain moment, le liquide qui, au commencement de l'expérience, était clair et limpide, devenir trouble et laiteux; il donne alors, quand on le remue, des nuages caractéristiques de bactéries, qui ne disparaissent pas même par l'effet d'une agitation continue du liquide, et même ce nuage se fait quand il n'y a pas encore de sédiments de bactéries.

Ce symptôme, qui caractérise le développement des bactéries, a été si souvent vérifié par des savants illustres, que cette méthode maintenant est admise et reçue par tout le monde, de manière qu'on peut déterminer la présence des bactéries dans les liquides nutritifs d'après les nuages caractéristiques d'une manière souvent plus sûre qu'on ne peut le faire à l'aide d'un mauvais microscope.

vais communiquée, l'approuvaient, ainsi que le procédé par lequel je cherchais à la vérifier.

Pour donner le moyen de mieux juger les résultats de mes expériences, je crois utile de donner ici une description du procédé par lequel ces résultats ont été obtenus.

Comme liquide pour le développement des bactéries, j'ai toujours employé la solution suivante :

Eau distillée........................	1	litre.
Sel neutre de tartrate d'ammoniaque....	10	grammes.
Sel acide de phosphate de potasse......	5	—
Sulfate de magnésie.................	5	—
Chlorure de calcium.................	1/2	—

Cette solution, qui, par précaution, fut bouillie et filtrée, était entièrement limpide.

A cette solution, après l'avoir refroidie à la température du laboratoire, on ajoutait, un instant avant l'expérience, quelques gouttes de liquide contenant des bactéries qui étaient en plein développement, et qui avaient été préalablement cultivées dans une solution nutritive de la même composition chimique que celle dans laquelle elles viennent d'être ajoutées.

Ces quelques gouttes de liquide contenant des bactéries ayant été remuées avec plus d'un demi-litre de solution nutritive, n'attaquaient pas la limpidité du liquide qui restait toujours clair.

Ce liquide nutritif contenant des bactéries fut distribué dans des tubes en verre expressément préparés de la manière suivante :

Des tubes en verre ayant jusqu'à 20 centimètres de longueur et 2 centimètres de diamètre environ furent fermés à leurs deux extrémités, comme le sont les tubes d'expériences chimiques, arrondis par un de leurs bouts.

Vers le milieu de ce tube, on perça dans la paroi un petit trou d'environ un demi-millimètre de diamètre. Ces tubes, lavés et nettoyés proprement pendant leur préparation, furent par précaution encore purifiés par la calcination.

C'est par le petit trou percé dans la paroi du tube que fut

introduit, le remplissant jusqu'à moitié de son volume, le liquide contenant des bactéries.

L'autre moitié du tube restait remplie d'air et procurait ainsi l'oxygène nécessaire au développement des bactéries.

Les tubes une fois remplis, moitié de liquide, moitié d'air, les trous furent bouchés hermétiquement au moyen d'une plaque en caoutchouc, qui extérieurement fut pressée par une petite boule de cire, laquelle à son tour fut serrée par des bandelettes de caoutchouc et de ficelles, de manière à fermer le trou aussi hermétiquement que possible.

Ces tubes, pour être remués avec le liquide qu'ils contenaient, furent attachés horizontalement à une planche, qui, au moyen d'une machine qui, par minute, faisait 100 à 110 mouvements horizontaux de va et vient d'une amplitude de 25 centimètres et recevait à la fin de chaque mouvement une nouvelle secousse.

Ces mouvements provoquaient dans les tubes une agitation semblable à celle qu'on obtient ordinairement dans les tubes d'expériences, à moitié remplis de liquide et d'air, bouchés avec le doigt et qu'on secoue fortement à la main.

Les tubes soumis à cette espèce de secousse mécanique furent maintenus à la température qui convient au développement des bactéries.

Pour contrôler l'expérience et surtout pour avoir une preuve que les bactéries, au moment où on les mettait en expérience, possédaient la faculté de se multiplier, on tenait en repos chaque fois quelques tubes remplis avec le même liquide et fermés de la même manière que les tubes remués; en un mot, dans les mêmes conditions de température, etc., sauf qu'ils étaient tenus en repos.

Je me suis dit que si les bactéries, malgré leur prodigieuse faculté de se multiplier, peuvent être arrêtées dans leur développement par des mouvements continus, il serait démontré que le développement de ces êtres exige un certain repos.

Au moyen du procédé décrit, je soumets deux tubes avec des bactéries à l'agitation continue, et deux autres tubes contenant le même liquide, etc., sont laissés sans mouvement. La température à laquelle sont soumis ces quatre tubes varie, pendant toute la durée de l'expérience, entre 24° et 36° centigrades et la variation est toujours égale pour tous les quatre tubes.

Après vingt-quatre heures d'expérience, les deux tubes remués sont restés limpides, tandis que dans les deux tubes qui sont en repos le trouble survenu dans le liquide démontre le développement énergique des bactéries.

Ensuite, j'ai voulu savoir si les bactéries remuées et qui n'ont pas montré de multiplication étaient encore capables de se multiplier, si on les tenait en repos et dans une température convenable. Pour cela, j'ai soumis, sans y rien changer, les deux tubes qui, remués pendant vingt-quatre heures, sont restés clairs et limpides, à une température de 25° à 30° c., en les mettant dans une étuve.

Après vingt-huit heures de séjour dans l'étuve, le liquide des deux tubes est devenu trouble.

Ce liquide trouble, examiné au microscope, présente une quantité considérable de Bacterium termo et Bacterium baccilus (de Cohn).

Par ces expériences, on voit que le mouvement n'anéantit pas pour toujours chez les bactéries le pouvoir de se multiplier ; on peut donc penser que le développement est seulement entravé par le mouvement et non détruit, et que, si on continuait de remuer les bactéries, on pourrait peut-être, quoique un peu plus tard, obtenir le trouble du liquide, malgré l'agitation.

Dans ce but, j'instituai de nouvelles expériences.

Trois tubes, avec des bactéries, sont agités avec la machine, et quatre autres tubes, contenant le même liquide, sont tenus en repos.

La température à laquelle sont soumis les sept tubes pendant toute la durée de l'expérience varie entre 30° et 36° centigrades.

Après vingt-quatre heures d'expérience, les tubes remués sont restés, comme la première fois, limpides, tandis que les tubes tenus en repos montraient des nuages caractéristiques de la présence des bactéries.

En continuant l'expérience, les tubes remués sont restés clairs et limpides après quarante-huit heures de secousses continues et les tubes tenus en repos sont devenus encore plus troubles — laiteux.

Pour savoir si les bactéries remuées pendant quarante-huit heures possèdent encore la faculté de se multiplier, deux des tubes remués pendant quarante-huit heures, qui n'ont montré aucun développement de bactéries, sont aussitôt après l'arrêt de la machine mis dans l'étuve.

Tenus en repos dans l'étuve pendant plus de deux fois vingt-quatre heures, à une température de 25° à 30° c., ces deux tubes sont restés limpides comme ils l'étaient au commencement de l'expérience. Par conséquent, les bactéries contenues dans ces tubes ont perdu la faculté de se multiplier.

Ces expériences très simples montrent que le développement des bactéries placées dans les meilleures conditions de multiplication, est entravé par le mouvement, tout le temps que les bactéries sont remuées et que l'agitation prolongée davantage fait ensuite perdre aux bactéries la faculté de se multiplier, même lorsqu'elles sont placées au repos.

Ces résultats sont d'autant plus significatifs, qu'en choisissant les bactéries pour démontrer que le repos est nécessaire au développement des êtres vivants, j'ai mis de côté toutes les données vagues concernant les bactéries, et choisi seulement les résultats positifs, à savoir : le fait que les bactéries vivantes placées dans la solution nutritive (dont la composition chimique est donnée plus haut) se développent toujours si on les maintient en présence de l'oxygène à une température convenable (environ 30° c.), et cet autre fait, que les bactéries, en se multipliant dans le liquide énoncé, troublent ce liquide.

Les observations que les bactéries se multiplient ou non, suivant que l'agitation à laquelle on les soumet est forte ou faible (1), prouvent qu'un faible degré d'agitation du milieu dans lequel elles se trouvent n'est pas incompatible avec le développement des êtres vivants.

L'influence du mouvement et du repos sur le développement

---

(1) Dans mes expériences, en 1875, où, malgré le mouvement de la pendule, les bactéries se sont multipliées.

des bactéries me semble pouvoir s'attribuer, dans une certaine mesure, à tous les êtres vivants en général; les faits relatifs au développement des bactéries ne sont que la première preuve expérimentale d'une loi générale de la nature.

Trouver le mode d'intensité du mouvement qui influence le développement des différents êtres vivants, tel est le problème qui reste à résoudre.

Si, dès le début de mes recherches, j'ai rejeté les différentes levûres, infusoires, etc., comme étant peu favorables pour démontrer nettement l'existence d'une nouvelle loi alors hypothétique, ces êtres peuvent et doivent être étudiés, afin de rechercher chez eux la confirmation de cette loi démontrée déjà pour les bactéries.

Le fait établi que les bactéries ne se développent pas dans un milieu agité peut servir à donner une explication, sinon suffisante sous tous les rapports, au moins vraisemblable de cet autre fait, que les bactéries ne se multiplient pas dans les grosses artères des animaux vivants.

Si, dans un endroit quelconque, il existe de l'air, de la lumière, de la chaleur et quelques substances nutritives, on peut dire, d'une manière certaine, que dans ce milieu les êtres vivants peuvent prospérer; et, inversement, si quelque part les êtres vivants prospèrent, on peut affirmer d'une manière positive l'existence des conditions énoncées ci-dessus.

Les êtres vivants ne pouvant prospérer en dehors de ces conditions principales, on considérait ces quatre conditions comme suffisantes pour le développement des êtres vivants. Mais, si l'on observe attentivement la nature, on remarque qu'il est encore une condition ou loi du développement des êtres vivants, sur laquelle l'attention n'a pas encore été appelée jusqu'à présent. Cette condition est que, pour le développement des êtres vivants ou des éléments qui les constituent, il faut toujours un certain repos.

Les faits observés dans la nature démontrent de plus en plus combien est générale cette loi pour le développement des êtres vivants.

Le fait observé sur les bactéries trouve aussi quelques applications dans la physiologie.

On sait, par exemple, que le pancréas digère les matières

albumineuses. Mais nous savons que les expériences qui le démontrent sont le résultat de plusieurs phénomènes, parmi lesquels figure le développement des bactéries. C'était là une complication que l'on ne pouvait éviter, parce que la chaleur, ou les substances qui tuent les bactéries, détruisent aussi le ferment pancréatique.

Au moyen de l'agitation, on pourra peut-être, dans un mélange de deux ou plusieurs ferments, étudier les effets des ferments inorganisés, après avoir tué, par l'agitation, les ferments organisés, chose qui n'a pas été possible dans bien des cas voulus jusqu'à présent.

Voici encore une autre application à la physiologie du fait relatif aux bactéries : le sang et les globules rouges qui ont été étudiés à tant de points de vue divers, n'ont jamais été étudiés à un point de vue essentiel, qui accompagne toujours l'état physiologique du sang, à savoir : que les globules rouges se trouvent continuellement en mouvement.

Le sang épanché dans une partie du corps, à la suite d'une hémorrhagie, est bien en repos, mais il ne peut servir à une expérience concluante, au point de vue qui nous occupe, parce que les globules du sang ne sont plus dans une condition favorable pour recevoir l'oxygène qui leur est nécessaire.

Les lois générales qui gouvernent les êtres vivants ne sont pas nombreuses. C'est pourquoi, après avoir obtenu les premières preuves de l'existence d'une loi générale, non encore mentionnée, j'ai cru de mon devoir d'en faire part à la Société des hommes de sciences.

OBSERVATIONS SUR LE RÔLE JOUÉ PAR M. PAUL BERT, DANS CETTE QUESTION

Le 26 janvier, j'ai communiqué à la Société de Biologie les résultats ci-dessus énoncés.

M. Paul Bert, bien qu'averti (1) que j'allais donner des dé-

(1) Le 19 janvier, M. Moreau, chef de travaux du laboratoire de M. Claude

tails sur le résultat de mes recherches relatives à un sujet qui le touchait de fort près et qui devait l'intéresser, s'est retiré alors que j'avais pris la parole.

La semaine suivante, M. Paul Bert a déclaré à la Société que l'idée que j'avais avancée lui avait été prise par moi, et que je l'avais seulement mise à exécution dans le laboratoire de M. Claude Bernard.

Avant de porter cette accusation, M. Bert n'a pas jugé à propos, bien que la proposition lui en eût été faite par quelques membres de la Société, de prendre d'abord connaissance de mon travail (ci-dessus publié) qui se trouvait alors entre les mains de M. le président de la Société. Il a refusé cette offre si raisonnable, en alléguant qu'il connaissait mes expériences d'après ce qui lui en avait été rapporté par une personne présente à ma communication, et aussi d'après un article de la *Gazette des Hôpitaux* relatif à mes recherches.

Après avoir dédaigné de se renseigner, après avoir prononcé les mots de priorité, de morale, aprés avoir parlé des fonctions qui incombent à un professeur, à un membre de la Sorbonne, M. Paul Bert a dit :

Que n'ayant pas lui-même le temps de s'occuper de cette idée, il voulait la confier au travail d'un jeune homme qui n'était pas encore à Paris, mais qui devait bientôt y venir;

Qu'un membre de son laboratoire (qu'il a négligé de nommer) m'avait tout expliqué à propos de mon travail, jusqu'au secret des sels que j'ai employés dans mes expériences;

Que depuis 1876 fonctionnait continuellement, dans son laboratoire, une machine servant à agiter différents liquides et au moyen de laquelle il avait obtenu cet important résultat que le jeune vin, par l'agitation, prenait le goût du vieux, mêlé d'une légère amertume.

Puis il a ajouté que les résultats obtenus par moi n'ont

Bernard au Muséum d'histoire naturelle, a présenté à la Société de Biologie une lettre dans laquelle il faisait connaître les résultats que j'ai obtenus et prévenait que je viendrais donner des détails à ce sujet dans la séance suivante. Cette lettre a été lue en présence de M. Bert.

aucune importance, parce que deux expériences faites sur quelques tubes ne peuvent rien prouver.

M. Paul Bert, assez prodigue de détails sur la personne à laquelle il voulait confier son idée (c'est un jeune homme, il est absent de Paris, etc.), a été, au contraire, fort réservé sur ce qui concerne l'époque où il a conçu son idée.

Il a été tout aussi discret sur la marche logique des déductions qui l'ont amené à trouver un rapport entre la transformation du vin jeune en vieux et la nécessité du repos pour le développement des êtres vivants.

L'étrange façon d'agir de M. Paul Bert peut s'expliquer par ce fait que, le jour où je fis ma communication, M. Claude Bernard, bien que déjà malade, n'était pas encore condamné par les médecins, comme il l'était le jour où M. Paul Bert prit la parole pour revendiquer ses droits de priorité. Troublé probablement par cette nouvelle inattendue, M. Paul Bert s'est empressé de montrer à la Société de Biologie l'abondance de ses idées et la générosité avec laquelle il les abandonne aux jeunes gens.

Cette conduite est d'ailleurs en conformité avec les paroles émues prononcées par M. Paul Bert aux funérailles de M. Claude Bernard. En effet, dans son discours, il a répété deux fois qu'il avait déjà remplacé M. Claude Bernard, ce qui fait supposer que, dans son idée, la perte faite par la science peut facilement être réparée ; charité bien ordonnée commence par soi-même.

Quand on pense à l'admiration qu'éprouvaient les plus célèbres physiologistes étrangers pour M. Claude Bernard, qu'ils considéraient comme le génie de la physiologie expérimentale, on ne peut que sourire de l'ambition de celui qui se figure qu'il remplace Claude Bernard, parce qu'il touche ses appointements et siége dans son fauteuil.

C'est en 1875 que j'ai commencé à mettre mon idée a exécution dans le laboratoire du professeur de Bary, comme peut le prouver la lettre suivante extraite des comptes rendus de l'Académie des sciences (du 20 mai 1878, page 1284) :

« M. A. Horvath transmet à l'Académie une lettre de M. le professeur de Bary, concernant sa communication sur l'influence du repos et du mouvement sur la multiplication des bactéries :

« Mon cher docteur,

« Je certifie avec plaisir qu'il y a plus de deux ans, c'est-à-dire dans l'automne de 1875, vous vous êtes occupé dans mon laboratoire de recherches relatives à une question soulevée par vous, celle de l'empêchement qu'apporte à la multiplication des bactéries une agitation mécanique spéciale, expériences qui n'ont été arrêtées à cette époque que par suite de l'insuffisance des appareils employés pour produire l'agitation.

« Mes salutations amicales.

« Votre tout dévoué,

« Dr A. DE BARY. »

Dans mes expériences à Strasbourg, en 1875, je plaçai le liquide nutritif contenant des bactéries dans des tubes en verre que je soumis à une agitation continuelle au moyen de différentes machines (machines de Knight, pendule approprié à cet usage). Bref, je fis là ce que je viens de faire dans le laboratoire de M. Claude Bernard, où j'ai employé des procédés dont je m'étais déjà servi en 1872 et que j'ai indiqués dans mes *Recherches sur les bactéries* (1).

Les professeurs de Bary et Schmiedeberg, à Strasbourg; Fick, à Würtzbourg; Liaskowsky, à Moscou; les professeurs agrégés Auguste Bunge, à Dorpat; Stahl, à Würtzbourg; Trütchel, à Kieff, et bien d'autres que je pourrais citer, ont appris de moi-même mes procédés d'expérimentation, le but de mes recherches, les appareils et tout ce qui est décrit dans mon travail, de sorte que le présent article ne leur apprendra rien de nouveau, si ce n'est que mes expériences ont abouti aux résultats que j'avais prédits.

Les noms honorables cités ci-dessus peuvent garantir la vérité de ce que j'avance, d'autant plus que parmi eux se trou-

---

(1) Publiées dans les *Beitræge zur Biologie der pflanzen* von Ferdinand Cohn, 1872. P. 218 et p. 196.

vent des savants qui furent estimés par les membres de l'Académie de Paris, longtemps avant que M. Paul Bert ne se présentât avec son mince bagage scientifique devant le jugement de cette même Académie.

La priorité invoquée par M. Paul Bert cesse donc de lui appartenir à tous les points de vue, par la simple raison que l'année 1875 où j'ai exécuté, au su des hommes de science, mes expériences, précède les années 1876 et 1877, pendant lesquelles M. Paul Bert, à son dire, s'est occupé si assidûment, dans le secret du laboratoire, à vieillir les vins, ce qui ne pourrait guère que lui gagner l'estime des falsificateurs.

D'ailleurs, pour se faire une juste notion de la distance qui sépare M. Paul Bert de *son* idée, on n'a qu'à lire dans son tout récent ouvrage de 1878 (*Pression barométrique*) le chapitre sur la putréfaction, où il se trouve des passages vraiment surprenants, comme ceux-ci :

« Je place dans l'appareil cylindrique en verre deux côtelettes de mouton... Viande rose un peu acide; odeur faible de marinade. Je fais *griller* les côtelettes : elles présentent un *goût fade*, mais non repoussant. »

Les mots *griller* et *goût fade* sont soulignés par l'auteur comme quelque chose de très grave (p. 870-871).

« La viande (A) le 27 mai est horrible » (p. 876).

« (A) est horriblement putride » (p. 888).

« L'œuf A « horrible odeur » (p. 890).

« Le lait (B) paraît se cailler un peu plus tard que (A) » (p. 892).

En voyant M. Paul Bert employer de pareilles méthodes d'expérimentation où tout est *horrible*, on croirait qu'il peut gratifier quelqu'un de côtelette fade et de vin falsifié plutôt que d'idées saines.

Quand on prend une erreur pour base, on risque fort de se tromper jusqu'à la fin; la conduite de M. Paul Bert, comme nous allons le voir, en offre un exemple convaincant.

Dans l'article que la *Gazette des Hôpitaux* (n° 12) consacre à mes expériences s'est glissée une faute d'impression : au lieu de chlorure de *calcium*, on a imprimé chlorure de *sodium*.

Quiconque s'occupe de science et qui sait combien la chaux est nécessaire à tous les êtres vivants et qu'elle ne peut être remplacée par le sodium, aurait de suite reconnu qu'il a affaire à une faute d'impression ou à un non-sens. M. Paul Bert, au contraire, l'a pris au sérieux, en déclarant publiquement, au nom de la Sorbonne, que cette formule (erronée) constituait le secret dérobé dans son laboratoire.

Or, mon travail, présenté à la Société de Biologie, avant toutes remarques de M. Paul Bert et dans lequel on peut lire chlorure de calcium, prouve suffisamment que je n'ai jamais fait usage de son *secret.*

J'ai employé dans mes expériences des sels nutritifs dont la composition est publiée depuis longtemps, et par conséquent n'est plus un secret que pour les savants dont les découvertes coïncident avec des fautes typographiques.

J'ai déclaré, devant la Société de Biologie, que la personne qui, d'après M. Paul Bert, m'aurait communiqué le secret des sels, ignore ce secret et est incapable de montrer à la Société qu'elle en a connaissance.

M. Paul Bert et tous les membres de son laboratoire, présents à la séance, n'ont rien trouvé à répondre et sont restés muets quand il fallait démontrer qu'ils connaissaient le secret.

Il se fait des miracles dans le laboratoire de M. Paul Bert; on y révèle des secrets qui, prodige merveilleux, sont oubliés aussitôt que révélés.

D'ailleurs, M. Paul Bert prouve lui-même que l'idée dont il s'attribue la paternité n'est que depuis peu dans son esprit et encore d'une manière très vague.

En effet, comment expliquer qu'après deux ans de recherches assidues sur ce sujet, M. Paul Bert n'ait obtenu d'autres résultats que l'abandon de cette idée au profit du jeune homme qui doit bientôt venir à Paris.

Cette générosité étonne de la part d'un savant qui a écrit des ouvrages volumineux, il est vrai, mais dans lesquels on serait embarrassé de trouver une idée originale. — Celle que M. Paul Bert a conçue de se draper dans la pourpre, les bras croisés à la Bonaparte, pour figurer, en compagnie de son préparateur, à l'exposition du Palais de l'Industrie, est à coup sûr, pour un professeur, une idée très originale, mais comme elle n'est pas scientifique, M. Bert nous autorisera à ne pas changer d'opinion (1).

Dans mes expériences, je me suis servi d'appareils spéciaux qui n'ont jamais été employés par personne, et ont été construits par moi dans le laboratoire du professeur de physique Kundt, à Strasbourg, avant mon départ pour Paris.

Que M. Paul Bert explique, s'il le peut, comment il se fait que ces appareils, construits à une époque où je n'avais jamais vu M. Bert, semblent avoir été spécialement faits pour servir à la démonstration de ses idées?

Au mois de mars 1878, mes recherches ont été insérées dans les comptes rendus de l'Académie des sciences. M. Paul Bert qui, au nom de la Sorbonne et de la morale, revendiquait ses droits de priorité devant la Société de Biologie, n'a pas encore daigné venir soutenir ces mêmes droits devant l'Académie des sciences. Si le temps lui a manqué pour s'y présenter, c'est que sa morale ordonne d'être circonspect et silencieux.

M. Paul Bert, en disant que deux expériences ne peuvent rien prouver, a cru me faire une grave objection. — Il n'a fait que montrer de nouveau combien il connaît peu sa propre idée, même *après mes expériences*, et il a donné une preuve de son incompétence en matière de critique. Ne pouvant discuter la valeur de mes deux expériences, il s'est rejeté maladroitement sur leur nombre.

Je n'ai fait mes deux expériences qu'après avoir mûrement et longtemps réfléchi, et m'y être pris de façon à ce qu'aucune objection *logique* ne fût possible et à ce qu'une seule expérience pût prouver autant qu'un grand nombre.

C'est à la suite des objections puériles de M. Paul Bert, et pour en prévenir de semblables, que j'ai écrit à l'Académie des sciences : « Vu les données scientifiques actuelles sur les bactéries, aucune objection logique ne peut être faite aux résultats obtenus, c'est pourquoi j'ai l'honneur de soumettre à l'examen de l'Académie des sciences les premiers résultats expérimentaux qui prouvent l'existence d'une nouvelle loi de la vie, loi qui, bien que très répandue dans la nature, a jusqu'à présent passé inaperçue. »

---

(1) Voir le catalogue des tableaux exposés en 1878.

M'occupant spécialement depuis dix ans de physiologie, j'ai visité, à mon arrivée à Paris, le laboratoire de M. Paul Bert, comme j'en avais visité tant d'autres avant le sien, sans jamais me douter que chose pareille à celle qui m'est arrivée pouvait se rencontrer dans un lieu scientifique.

Seul, M. Paul Bert a utilisé mes quelques visites faites dans son laboratoire, comme il avait déjà utilisé d'autres visites en pareil cas (Voyez dans sa *Pression barométrique*), mais cette fois-ci, j'espère, avec moins de succès que la précédente.

N'ayant pu trouver quelques-uns des sels dont j'avais besoin pour mes expériences, ni chez Rousseau, ni chez Fontaine, ni chez plusieurs autres chimistes, je me suis adressé, sans plus de succès, dans les laboratoires de MM. Claude Bernard, Marey, Gautier, Paul Bert et Saint-Claire Deville. Après ces insuccès, j'ai écrit au professeur de Bary, à Strasbourg, qui m'a envoyé les sels cherchés vainement à Paris, et dont je me suis servi dans mes expériences.

Ces sels, ayant été soumis aux droits d'entrée, ont été enregistrés par la douane de Paris dans les premiers jours de décembre 1877. Ces sels sont arrivés à Paris par conséquent bien antérieurement à la date à laquelle, suivant le procès-verbal de la Société de Biologie, je suis allé enlever les secrets de M. Paul Bert, dans son laboratoire.

M. Paul Bert a profité de ma demande de sel dans son laboratoire pour m'accuser de lui avoir dérobé le secret de sels qu'il ne possédait pas.

Enfin, je dois dire quelques mots à propos de la machine dont M. Paul Bert voudrait bien s'attribuer la paternité.

Pour agiter le liquide, j'ai employé une machine que j'ai trouvée prête et construite depuis quelques années dans le laboratoire de M. Claude Bernard, chose que j'ai mentionnée dans ma note présentée à la Société de Biologie avant toutes remarques de la part de M. Bert. Or, c'est cette même machine dont s'est servi M. Paul Bert pour agiter ses vins et autres liquides, et dont il a donné le dessin et la description, dans son ouvrage (*Pression barométrique*, p. 688), en oubliant naturellement d'indiquer à qui il l'avait empruntée.

Il faut savoir que cette machine n'est autre chose que le moteur à eau, si bien connu maintenant de tout le monde, machine que j'ai eu l'occasion de voir longtemps avant M. Paul Bert, parce que l'inventeur, sans trop s'inquiéter des vieillisseurs de vins, s'est empressé d'en envoyer, au professeur de physique Kundt, à Strasbourg, l'un des premiers modèles.

J'ai cru de mon devoir de faire connaître la conduite du professeur Paul Bert, pour que mon exemple serve de leçon à tous ceux qui, accoutumés à considérer les laboratoires comme des lieux où l'on s'occupe exclusivement de science, pourraient tomber dans le même piége : — qu'ils n'entrent pas dans un laboratoire sans s'être assurés que ce n'est pas celui de M. Paul Bert.

La conduite de M. Paul Bert, si étrange qu'elle semble, sera comprise en Russie et dans une grande partie de l'Europe quand on saura qu'il y a dans la société dont fait partie M. Paul Bert, un membre, M. C., qui a été officiellement renvoyé de sa place de professeur, pour mensonge employé dans l'intention de se procurer quelques cents roubles et pour faits analogues; et quand on saura que ce même C. est actuellement bien accueilli dans le laboratoire de M. Paul Bert et très lié avec lui et ses amis.

Pour désigner certaines qualités de M. C., ainsi que certaines manœuvres employées par lui, l'écrivain russe Souvorine a introduit dans notre littérature l'expression : CYONISME.

On se demande si la conduite de M. Paul Bert n'a pas une telle ressemblance, sous beaucoup de rapports, avec celle de M. C. (accusation portée au nom de la morale et des devoirs d'un professeur, retraite savante devant la menace d'une enquête) (1), qu'on croirait vraiment avoir affaire à du CYONISME transplanté à Paris et paru sous une nouvelle forme de PAUL-BERTISME.

De Pétersbourg à Edimbourg (2), on connaît à quoi mène

(1) Bien que j'en eusse fait la demande à deux reprises différentes, la Société de Biologie s'est toujours abstenue de faire une enquête, et M. Paul Bert, quoique présent lors de cette demande, s'est bien gardé d'accepter ce moyen d'élucider la question.

(2) Voir la lettre officielle du recteur de l'Université d'Edimbourg au doyen de la Faculté de Pétersbourg, publiée dans la plupart des journaux russes.

le Cyonisme. Reste à savoir à quels résultats aboutira le Paul-bertisme.

Je crois devoir mettre sous les yeux des lecteurs les lettres ci-après, qui ont été échangées à propos de l'incident soulevé par M. Paul Bert.

Lettre adressée à la Société de Biologie, le 9 février 1878.

« Monsieur le Président,

« Si, dans la dernière séance, j'ai donné un peu trop de détails sur les expériences que j'ai faites, c'était dans le but de faciliter la recherche des faits avancés par moi, pendant l'enquête que j'ai demandée à la Société, à l'occasion de la réclamation de priorité de M. le professeur Paul Bert.

« En demandant avec autant d'insistance l'enquête la plus rigoureuse, je suis tout prêt de mon côté à en faciliter l'exécution, et, à cet effet, je suis prêt à déposer entre les mains de monsieur le Président de la Société de Biologie la somme de mille francs pour couvrir les frais de cette enquête.

« Pour élucider la question, je suis d'ailleurs en mesure de prouver que, non-seulement le savant attaché au laboratoire de M. Bert, qui, suivant ce dernier, m'aurait communiqué la composition chimique du liquide que j'ai employé pour le développement des bactéries dans mes expériences, mais encore que tous les autres membres de ce laboratoire, M. Paul Bert lui-même y compris, ne connaissent pas encore aujourd'hui le secret que M. Paul Bert prétend m'avoir été communiqué.

« Veuillez agréer, Monsieur le Président, l'assurance de ma considération la plus distinguée. »

Cette lettre est restée sans réponse.

Après que l'Académie des sciences eût publié, dans ses

Comptes rendus, la lettre du professeur de Bary, j'ai envoyé à la Société de Biologie la lettre suivante :

« Monsieur le Président,

« Les membres de la Société de Biologie ont entendu les soupçons offensants élevés contre moi par M. Paul Bert, à propos de mes recherches sur « l'influence du repos et du « mouvement dans les phénomènes de la vie. »

« Ces mêmes recherches, communiquées à l'Académie des sciences, ont été insérées dans les Comptes rendus du 18 mars 1878.

« De plus, l'Académie des sciences a bien voulu publier, après un examen sévère sur lequel j'ai insisté, la lettre de l'illustre botaniste de Bary (voir p. 1284 des Comptes rendus de 1878), certifiant que mes recherches remontent, comme je l'ai avancé, à l'année 1875.

« Ce document prouve que mes expériences sont antérieures à l'année 1876, époque à laquelle M. Paul Bert, suivant son dire, a conçu la même idée que moi, et que, par conséquent, ses soupçons ne reposent sur aucun fondement.

« Comme ces soupçons out été formulés dans une séance publique de la Société de Biologie et par un de ses membres, je crois pouvoir prier la Société de vouloir bien insérer dans son procès-verbal la lettre que j'ai l'honneur de lui adresser, ainsi que le document publié par l'Académie des sciences, dont je donne ci-joint une copie.

« La réputation scientifique dont jouit la Société lui fait un devoir de réduire à néant, par l'insertion que je lui demande, des insinuations qui proviennent, je veux le croire, de quelque erreur ou de quelque malentendu et auxquelles l'honorable assemblée n'a pu donner son approbation.

« Agréez, Monsieur, l'assurance de ma parfaite considération. »

En réponse à cette lettre j'ai été informé que la Société de Biologie a décidé, à l'unanimité, de n'insérer ni la lettre du professeur de Bary, insérée dans les Comptes rendus, ni la mienne.

Paris. — Imp. Nouv. (assoc. ouv.) 14, r. des Jeûneurs. — G. Masquin, direct

PARIS. — IMPRIMERIE NOUVELLE (ASSOC. OUVR.), 14, RUE DES JEUNEURS.
G. MASQUIN, DIRECTEUR.